MÉTHODE NOUVELLE

D'ANATOMIE ARTISTIQUE

PAR

J.-B. LÉVEILLÉ

Dessinateur d'anatomie descriptive, chirurgicale et pittoresque

PARIS

L'AUTEUR, RUE SAINT-DOMINIQUE-SAINT-GERMAIN, 15.

1863

MÉTHODE NOUVELLE

D'ANATOMIE ARTISTIQUE

Ouvrages du même auteur :

Les dessins, aquarelles et lithographies, exécutés d'après nature, pour plusieurs ouvrages d'anatomie descriptive, chirurgicale et artistique ;

L'Atlas de l'*Anatomie des formes extérieures du corps humain*, par le docteur J. FAU ;

L'Atlas du *Système nerveux et organes des sens de l'homme*, par MM. LUDOVIC HIRSCHFELD, docteur, et J.-B. LÉVEILLÉ, dessinateur. Paris, 1852, chez J.-B. Baillière et fils, éditeurs, rue Hautefeuille, 19 ;

Anatomie et proportions du corps humain, par J.-B. LÉVEILLÉ. 2 tableaux, format jésus. Paris, maison Basset, 33, rue de Seine.

Sous presse :

De l'INTÉRIEUR et de l'EXTÉRIEUR du corps humain, considérés au point de vue des Beaux-Arts. Un volume, avec de nombreuses planches.

Paris. — Imprimerie de L. MARTINET, rue Mignon, 2.

MÉTHODE NOUVELLE

D'ANATOMIE ARTISTIQUE

PAR

J.-B. LÉVEILLÉ

Dessinateur d'anatomie descriptive, chirurgicale et pittoresque

PARIS

L'AUTEUR, RUE SAINT-DOMINIQUE-SAINT-GERMAIN, 15.

1863

MÉTHODE NOUVELLE

D'ANATOMIE ARTISTIQUE

Dans cet exposé sommaire, nous mettons sous les yeux de MM. les Artistes, d'une part : la méthode suivie jusqu'à ce jour, soit dans les traités d'anatomie qui leur sont exclusivement destinés, soit dans les cours d'anatomie professée à l'École des Beaux-Arts ; et d'autre part : la méthode adoptée dans un ouvrage qui paraîtra incessamment sous le titre : *De l'Intérieur et de l'Extérieur du corps humain, considérés au point de vue des Beaux-Arts*, par J.-B. Léveillé.

Sous le nom de *méthode actuelle*, nous désignons celle qui est en usage ; sous celui de *méthode nouvelle*, nous tendons à y substituer une doctrine anatomique, fruit de l'expérience et d'études prolongées.

La méthode nouvelle se divise en deux parties. Dans la première se range, sous quatre chefs, tout ce qui concerne l'INTÉRIEUR du corps humain. Dans la seconde, se groupe de la même façon tout ce qui est relatif à l'EXTÉRIEUR.

PREMIÈRE PARTIE.

1° Le squelette.

MÉTHODE ACTUELLE.

Dans les traités publiés jusqu'à ce jour, ceux de Salvage et de Gerdy, par exemple, dans les enseignements oraux faits à l'École des Beaux-Arts par les professeurs les plus éminents, le squelette est divisé en autant de parties qu'il y a d'os dans le corps humain (200 environ), et chacun d'eux est étudié minutieusement dans toutes ses particularités anatomiques.

Exemple :

La *tête osseuse* est composée de vingt-deux os, qui sont : le coronal, les pariétaux, les temporaux, l'occipital, le sphénoïde, etc. — Le coronal, en avant, présente deux faces, l'une externe, l'autre interne, etc.; deux bords, l'un supérieur, l'autre inférieur, etc. —Il s'articule avec...

MÉTHODE NOUVELLE.

D'après le nouveau traité d'anatomie artistique, ayant pour titre : *De l'INTÉRIEUR et de l'EXTÉRIEUR du corps humain*, l'étude du squelette est d'une simplicité inusitée et présentée de manière à faciliter la représentation du *modèle vivant.* Ainsi, tous les os d'un même groupe qui, pendant la vie, sont unis entre eux d'une façon invariable, sont regardés comme formant une seule et même pièce, offrant à l'étude : 1° les parties osseuses sous-cutanées, 2° les empreintes musculaires.

Exemple :

La *tête osseuse*, quoique formée de vingt-deux os, ne représente que *deux pièces :* la première, constituée par vingt et un os ayant entre eux des rapports inet ainsi de suite. Tous ces détails ne viennent qu'après des considérations générales sur les os, sur leur volume, leur figure, leur couleur, leur structure, etc. Voyez l'*Anatomie du Gladiateur combattant*, de Salvage.

Le *tronc*, suivant presque tous les anatomistes, comprend :

La colonne vertébrale. . . .	24 os.
Les côtes.	24
Le sternum.	1
Le sacrum et le coccyx. . .	4
Les os coxaux.	2

Cette énumération est suivie de la description isolée de chacun, avec l'indication des particularités de structure, de connexion, d'usages, etc.

Cette division du tronc est loin de favoriser la représentation.

Quant aux clavicules et aux omoplates, il n'est pas naturel de les comprendre dans l'étude des membres supérieurs, car elles appartiennent au tronc; elles en sont le complément indispensable.

Enfin tous les os du *membre supérieur*, tous ceux du *membre inférieur* sont invariablement isolés les uns des autres pour être décrits séparément.

variables; la seconde, ne comprenant qu'un seul os, le maxillaire inférieur.

Ces deux pièces ont de remarquable :

1° Les parties sous-cutanées;

2° Les empreintes musculaires et certaines particularités utiles à connaître.

Dans notre méthode, la division de la charpente osseuse du *tronc* est naturelle (1). Nous en retranchons les sept vertèbres cervicales qui font partie du cou, et nous y faisons rentrer les clavicules et les omoplates. Ceci étant admis, le tronc se compose :

1° Du *thorax*, que nous considérons comme *une seule et même pièce*, formée de trente-sept os. — A la description de cette pièce, se rattache celle des clavicules et des omoplates;

2° Du *bassin*, considéré aussi comme *une seule pièce*, formée de six os;

3° Des cinq vertèbres lombaires.

Le *membre supérieur* comprend le bras, l'avant-bras et la main.

(1) C'est-à-dire basée sur la nature vivante.

MÉTHODE ACTUELLE.

Au milieu de tout cet attirail d'érudition, de ces fins détails de structure, de ces rapprochements ingénieux empruntés aux anatomistes transcendants, l'artiste cherche l'utile et ne rencontre souvent que l'ennui et le dégoût. De cette stérile abondance, il a retenu quelques noms qui ont frappé son oreille, saisi quelques idées qui ont plu à son imagination ; mais quoi de plus ?

MÉTHODE NOUVELLE.

A la main, existe un groupe de douze os, immobiles entre eux ; c'est *une seule et même pièce*; — de même pour les deux os de la jambe; — de même encore pour un groupe de douze os, qui se trouve au pied.

L'observation du modèle vivant ne permet pas de comprendre autrement la division et l'étude du squelette. Cette simplification, qui n'a rien d'arbitraire, offre d'importants avantages dans la pratique.

2° Les articulations.

MÉTHODE ACTUELLE.

Outre les noms scientifiques donnés aux différents modes d'articulation des os, tels que synarthrose, amphiarthrose, diarthrose ; celle-ci comprenant les énarthroses, les ginglymes, les trochoïdes, etc., etc., cette étude, tout aussi aride que celle des os, se compose de la connaissance de tous les *ligaments* qui unissent les différentes pièces du squelette.

Souvent encore la description de tous ces ligaments, y compris

MÉTHODE NOUVELLE.

L'étude des articulations présente autant de simplicité que celle du squelette. Il y a 1° les articulations immobiles qui ont été signalées précédemment ; 2° les articulations mobiles qui sont connues par l'examen des surfaces articulaires en contact, par l'indication précise de la direction que les os peuvent prendre, et par celle des mouvements qui leur sont permis. Quant aux *ligaments* eux-mêmes, il n'en est pas dit un seul mot, par la rai-

MÉTHODE ACTUELLE.

les ligaments *jaunes*, est accompagnée de dessins qui les représentent (1), ou de pièces anatomiques destinées à les montrer.

Est-ce vraiment aux artistes que tout cela doit s'adresser ?

Toutefois, après cette nomenclature scientifique, après l'exposition de tous ces détails, arrive enfin l'indication du mouvement des os les uns sur les autres.

Par exemple, au cou, il faut d'abord savoir le nom, la disposition et les attaches des ligaments de l'articulation occipito-atloïdienne, — ceux de l'articulation atloïdo-axoïdienne, — ceux enfin des articulations des autres vertèbres cervicales avant de passer à la connaissance des mouvements que permet la charpente osseuse de cette région.

(1) *Anatomie des formes extérieures*, du docteur J. Fau.

MÉTHODE NOUVELLE.

son qu'ils n'ont aucune influence sur les formes extérieures.

Exemple :

Les sept vertèbres du cou sont mobiles et permettent à la tête :

1° Les mouvements de flexion et d'extension ; 2° ceux de latéralité ; 3° ceux de rotation.

1° La flexion, en avant, est limitée par la rencontre du menton avec le haut du sternum. — L'extension, etc.

2° Dans les mouvements de latéralité, le sommet de la tête ne décrit guère qu'un quart de cercle, soit 90 degrés.

3° Dans la rotation, la tête peut décrire un quart de cercle à droite et autant à gauche, soit en totalité un demi-cercle, ou 180 degrés.

En outre, un dessin spécial, fait d'après le modèle vivant, indique le *point central* de chaque mouvement.

3° Les muscles superficiels.

Il est indispensable, pour cette étude, que le texte soit accompagné de planches anatomiques reproduisant la nature avec vérité.

MÉTHODE ACTUELLE.

Les planches du livre de Tortébat, copiées sur celles que le Titien fit, dit-on, pour l'anatomie de Vésale, sont d'une inexactitude remarquable.

Les planches de Salvage sont mieux relativement; mais, au lieu d'être l'expression fidèle de la nature, elles n'ont que le mérite d'expliquer les formes extérieures du Gladiateur antique.

L'anatomie des formes de Gerdy n'a pas de planches anatomiques.

Parmi les ouvrages récents, nous ne citerons que celui du docteur Gamba, de Turin (1862), qui donne la reproduction infidèle de nombreuses planches appartenant à des ouvrages estimés.

Aux cours de l'École des Beaux-Arts, les démonstrations sont faites sur le cadavre.

MÉTHODE NOUVELLE.

Dans notre livre qui doit paraître incessamment sous le titre: *De l'INTÉRIEUR et de l'EXTÉRIEUR du corps humain, considérés au point de vue des Beaux-Arts*, de nombreuses figures accompagneront le texte et représenteront les muscles superficiels d'après nature. Ces muscles, soit à la tête, soit au tronc, soit aux membres, seront recouverts à leur contour par l'épaisseur de la peau; à côté d'eux seront dessinés les os auxquels ils s'attachent, afin que tout ce qui les concerne, tel que composition, nom, situation, attaches et fonctions, présente une étude facile.

4° Les veines superficielles.

Les veines superficielles concourent à la production des formes extérieures : il est nécessaire de les connaître.

MÉTHODE ACTUELLE.

On en parle à peine dans les traités d'anatomie artistique.

Aux cours de l'École des Beaux-Arts, on les montre sur le cadavre et sur le modèle vivant.

—

La méthode actuelle, comme on a pu s'en convaincre par l'exposé sommaire que nous venons d'en donner, procède par analyse ; elle détaille le corps humain fibre par fibre. Au lieu d'apprendre à construire, elle détruit la machine pièce à pièce, et quand elle en a bien fait connaître tous les rouages, elle s'arrête là, laissant l'artiste aux prises avec des difficultés sans nombre qu'elle a peut-être contribué à augmenter au lieu de les résoudre. Cependant quelques maîtres ont ajouté aux descriptions anatomiques d'autres notions qui en découlent et dont nous allons parler.

MÉTHODE NOUVELLE.

Un chapitre spécial leur est consacré : il contient quelques notions sommaires sur la circulation du sang, le trajet normal des veines superficielles, des figures qui les représentent et plusieurs applications.

—

Ici se termine l'indication de ce qui est relatif à l'*INTÉRIEUR* du corps humain ; mais pour représenter avec exactitude l'*homme vivant*, cet exposé ne suffit pas. Les formes extérieures sont mobiles et changeantes ; elles sont soumises à l'influence de causes diverses qui les modifient et les caractérisent. Jusqu'ici, nous ne nous sommes occupé, pour ainsi dire, que du gros œuvre de l'édifice, il faut le terminer jusqu'en ses moindres détails. Revenons donc à l'*EXTÉRIEUR*.

DEUXIÈME PARTIE.

5° Extérieur du corps humain.

MÉTHODE ACTUELLE.

Salvage, dans son *Anatomie du Gladiateur combattant*, donne sous le nom de *téguments*, la composition intime de la peau : il décrit le chorion, le corps réticulaire, les papilles, l'épiderme... Il parle aussi des pores, des glandes sébacées, des poils, etc. On le voit, le superflu tient ici la place du nécessaire : mais il est juste d'ajouter que, plus loin, les races, les âges, les tempéraments, les passions y sont traités convenablement.

MÉTHODE NOUVELLE.

Toutes les modifications que le *sexe*, l'*âge*, le *tempérament*, la *race*, les *passions* impriment à la surface extérieure du corps humain, sont passées en revue dans ce chapitre, qui devient ainsi un des plus intéressants au point de vue de la représentation.

Pour peu qu'on soit familier avec la pratique des Beaux-Arts, on ne peut guère se défendre de regarder comme une fantaisie aussi étrange qu'imprévue, la description, faite par Gerdy, des godets pilifères, des ouvertures perspiratoires, des saillies épidermaires, etc., que l'œil ne peut apercevoir qu'armé de la loupe ou du microscope.

6° Mécanisme des mouvements.

MÉTHODE ACTUELLE.

Ce sujet, dans Salvage, est traité d'une manière plutôt théorique que pratique, et n'est pas tou-

MÉTHODE NOUVELLE.

Connaître les conditions de l'équilibre du corps humain selon les diverses attitudes qu'il

MÉTHODE ACTUELLE.

jours exempt d'erreurs : ce qu'il dit sur la statique du corps humain, est incomplet.

Dans les cours d'anatomie de l'École des Beaux-Arts, on donne peu de renseignements à cet égard.

MÉTHODE NOUVELLE.

peut prendre et rechercher les rôles qu'y jouent les agents producteurs des formes extérieures, tel est l'objet de ce chapitre. Tout y est applicable et peut se résumer ainsi : analyser les mouvements avant de les représenter.

7° **Proportions du corps humain.**

MÉTHODE ACTUELLE.

Le système de Jean Cousin présente plus de simplicité qu'aucun autre ; cependant, quoique généralement en usage, il n'est pas sans inconvénients. Un grand nombre des mesures qui s'y trouvent, ayant pour base des *points mobiles*, ne peuvent trouver leur application que dans l'attitude qui a été choisie pour les établir, celle de la station debout.

MÉTHODE NOUVELLE.

Nous avons pris pour base d'un nouveau système de proportions, des *points invariables* entre eux, choisis parmi ceux que le squelette présente sous la peau. Il est donc toujours possible de mesurer les différentes parties du corps, quelle que soit l'attitude donnée au modèle vivant, ou à la figure qu'on se propose de représenter.

8° **Résumé et application.**

MÉTHODE ACTUELLE.

Lorsque Gerdy, dans son anatomie des formes extérieures, signale les beautés ou les défauts de nombreuses figures parmi les chefs-d'œuvres des grands maîtres, c'est une vérification intéressante, sans doute, mais plus

MÉTHODE NOUVELLE.

Tout ce qui intéresse la représentation étant connu, il reste à en faire une application convenable. A cet effet, nous résumons dans ce chapitre tout ce qu'il y a de plus saillant dans les études précédentes et nous en faisons

MÉTHODE ACTUELLE.

aride qu'une description anatomique. Par exemple, il examine les formes extérieures du cou sur 82 figures différentes et renvoie à 35 numéros correspondant aux planches qui sont à la fin de son livre : total, 117 points à vérifier, au cou seulement !

Pour le Gladiateur en particulier, il en signale 112, dont il fait l'examen ou plutôt l'inventaire anatomique.

Salvage, dans son *Gladiateur combattant*, nous aurait beaucoup appris, s'il eût choisi et représenté la nature même comme type normal, au lieu d'anatomiser le Gladiateur antique et d'en dessiner les os et les muscles d'après les formes créées primitivement par Agasias qui, peut-être, ignorait l'anatomie. L'admiration passionnée de Salvage pour ce magnifique chef-d'œuvre ne lui a pas permis d'en faire une appréciation vraie et utile. Il est, du reste, douteux qu'il y fût parvenu à l'aide de la méthode qu'il a suivie, et qu'on suit encore aujourd'hui.

MÉTHODE NOUVELLE.

l'application à l'un des chefs-d'œuvre les plus estimés de l'antiquité, le *Héros combattant*, autrement dit, le *Gladiateur Borghèse*.

Admirable sous le rapport de l'art, le Gladiateur offre, par son attitude et l'expression de ses formes extérieures, une étude des plus intéressantes, non-seulement au point de vue de leur exactitude anatomique, mais encore et surtout au point de vue de la justesse et de l'à-propos avec lesquels les agents sous-cutanés y remplissent leur rôle physiologique.

Une semblable appréciation n'a pas encore été faite d'une manière utile à la représentation, bien qu'il y ait de précieux enseignements à en tirer.

La *méthode nouvelle* ne veut pas faire de l'artiste un savant anatomiste, mais elle peut l'initier à la connaissance de l'*homme vivant*, lui aplanir les difficultés que présente cette étude, et le rendre certain de bien voir, de bien comprendre et de représenter fidèlement la nature.

Outre la simplification apportée dans toutes les parties que ce sujet comporte, et les aperçus nouveaux sous lesquels elles sont envisagées, les avantages qui, dans la pratique de l'Art, peuvent résulter de l'emploi de cette *nouvelle méthode*, nous donnent la confiance et l'espoir que le lecteur impartial, s'il blâme notre témérité, ne méconnaîtra pas l'intention que nous avons eue de lui être utile.

Décembre 1862

www.ingramcontent.com/pod-product-compliance
Ingram Content Group UK Ltd.
Pitfield, Milton Keynes, MK11 3LW, UK
UKHW021037200726
13857UKWH00005B/1775